DES

EAUX THERMALES, SALINES ET BROMURÉES

De la Motte=les=Bains

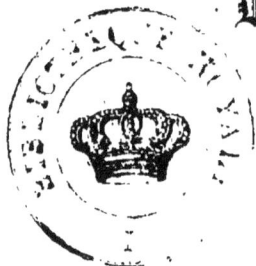

(ISÈRE),

PAR M. BUISSARD,

Médecin-Inspecteur.

———•———

Bien des jours se sont écoulés déjà depuis le dernier
mémoire que j'ai publié sur les eaux de la Motte (mai
1844), et cependant je ne viens pas aujourd'hui en pré-
senter un nouveau, quelque riche que je sois des maté-
riaux nombreux que j'ai recueillis depuis cette époque.
Des considérations qu'il serait inutile d'énumérer m'ont
engagé à retarder encore cette publication; j'espère,
d'ailleurs, en agissant ainsi, pouvoir offrir plus tard un
travail plus complet, mieux digéré, et partant plus digne
d'être livré à l'appréciation de mes honorables con-
frères.

Je donnerai seulement ici l'analyse des eaux de la
Motte que je ferai suivre d'un rapide exposé des maladies que, depuis plus de trois siècles, on traite avec

1847

succès par cet agent médicamenteux; et je terminerai par quelques considérations sur l'alcalinité de ces eaux, qui est le fait qui m'a déterminé à écrire ces pages.

ANALYSE.

	Source du Puits, sur 1,000 grammes.	Source de la Dame, sur 1,000 grammes.
Acide carbonique libre.	quantité indéterminée.	
Carbonate de chaux (primitivement à) — de magnésie (l'état de bi-sel.)	0, 80	0, 64
Sulfate de chaux.	1, 65	1, 40
— de magnésie.	0, 12	0, 10
— de soude anhydre.	0, 77	0, 67
Chlorure de sodium.	3, 80	3, 56
— de magnesium.	0, 14	0, 12
— de potassium	0, 06	0, 05
Bromure alcalin.	0, 02	traces sensibles.
Silicate d'alumine	0, 02	0, 05
Crénate et carbonate de fer	0, 02	0, 014
Manganèse.	traces.	traces.
Total.	7, 40	6, 604
Eau	992, 60	993, 396

Cette eau contient, comme on le voit, matières fixes 7ᵍ, 40ᶜ par litre.

Sa densité spécifique, que j'ai prise cette année, est de 1010,929 milligrammes.

La richesse et l'abondance des principes qui minéralisent ces eaux, leur haute thermalité (60ᵒᶜ) et leur antique renommée, fondée sur plus de trois siècles d'observations, me dispensent d'insister sur leur puissance thérapeutique dans les rhumatismes, de quelque nature qu'ils soient, dans les sciatiques et autres névralgies, dans les myélites, les paralysies diverses, dans les contractures des muscles, les maladies des os et des articulations, dans les affections de l'estomac dues à une sécrétion trop abondante de bile ou de mucosités, dans les engorgements des viscères abdominaux, la jaunisse, les coliques néphrétiques, les calculs biliaires, le catarrhe vésical, la plupart des maladies nerveuses, etc., en un mot, dans les maladies pour lesquelles on a, de tout temps, préconisé les eaux thermales et salines.

Leurs vertus médicatrices dans les affections qui se rattachent, d'une manière plus ou moins directe, à la pathogénie du système lymphatique, trouvent une explication toute naturelle et qu'indiquait la théorie dans la présence du brome, des composés ferreux, dans leur température, dans l'effet tonique que leur communique l'abondance des sels qui les minéralisent, et dans l'action perturbatrice qu'on obtient par certains modes d'emploi de cet héroïque remède. Ces maladies sont surtout la scrofule sous quelque forme qu'elle se manifeste, les luxations spontanées, celles surtout qui surviennent chez des sujets lymphatiques, soit spontanément, soit par causes traumatiques ; les tumeurs blanches, le mal de Pott, les maladies des os et des cartilages en général, etc.

Les maladies vénériennes invétérées trouvent également un moyen efficace de guérison dans l'usage des eaux de la Motte. Je n'ai pas besoin de rappeler ici l'action spécifique du brome dans ce genre d'affections, ni de quel puissant secours est la vertu sudorifique de ces eaux lorsque les symptômes morbides réclament l'emploi des mercuriaux.

Leur analogie d'action avec l'eau de mer est un fait qui ressort trop évidemment de leur analogie de composition avec cette dernière, pour mériter plus que le simple énoncé des maladies dans lesquelles elles peuvent avantageusement la suppléer. Ainsi, les névroses (l'hystérie, l'hypocondrie, la chorée, etc.); les déplacements et les engorgements chroniques de l'utérus; les fleurs blanches, l'aménorrhée, la dysménorrhée et la métrorrhagie dues à un état d'atonie générale ou locale; les pertes séminales et tous les maux résultant de la faiblesse des organes génito-urinaires, les difformités de la taille et des membres, etc., etc., sont traités avec succès à la Motte.

La réputation de l'eau de la Motte dans toutes les maladies que je viens de citer, est trop bien établie et fondée sur des bases trop solides (l'analyse chimique, l'observation clinique et la tradition des siècles), pour que je m'y arrête plus longtemps; en conséquence, j'arrive au fait qui m'a déterminé à écrire ces lignes.

Je n'ai pas, d'ailleurs, voulu garder plus longtemps le silence, car j'ai pensé que c'était rendre un service à l'humanité, et qu'en conséquence il était de mon devoir de faire connaître les vertus médicales de l'eau de la Motte dans des affections dont les habitants de nos contrées étaient obligés d'aller au loin et à grands frais chercher la guérison. C'est pourquoi je m'empresse aujourd'hui, appuyé sur l'observation clinique et la composition chimique de nos eaux, de proclamer avec conviction qu'on peut envoyer à la Motte les personnes atteintes des maladies que je vais énoncer, et, je ne doute pas, si mon appel est entendu, d'avoir à signaler bientôt de nombreux succès.

L'alcalinité des eaux de la Motte, en ajoutant encore à leur puissance, grande déjà dans les maladies chroniques du foie, des reins, des viscères du bas-ventre, dans les gastrite et gastro-entérite chroniques, la gastralgie, le pyrosis, les engorgements de l'utérus, les irrégularités de la menstruation, etc., cette alcalinité, dis-je, les place, dans bien des cas, à côté des eaux de Vichy, comme l'avait déjà signalé M. le docteur V. Bailly dans les lignes suivantes : « Les eaux de la Motte doi-
» vent leur analogie d'action avec celles de Vichy, à l'en-
» semble de leurs principes et à ces combinaisons inti-
» mes dont le laboratoire de la nature a seul le secret.
» Pourquoi le brome qui, à l'égal de l'iode, est un agent
» résolutif fondant, ne jouerait-il pas un rôle actif et
» puissant dans ces sortes de cures? Pourquoi le man-
» ganèse, pourquoi les crénates ne jouiraient-ils pas
» du même privilége (1)? »

Le fait de l'alcalinité des eaux de la Motte avait passé pour ainsi dire inaperçu jusqu'à ce jour, quoique leurs principes minéralisateurs et leurs succès dans les maladies qui réclament l'emploi des alcalins, dussent le faire présumer. Mais un chimiste de Grenoble, M. Breton (Henri), vient, dans une note qu'il a communiquée à la société de statistique de cette ville, de mettre ce fait hors de doute. J'ai répété les mêmes expériences et obtenu les mêmes résultats; en voici le résumé :

L'eau de la Motte, puisée à sa source et conservant

(1) Eaux thermales de la Motte-les-Bains, par V. Bailly. Paris 1844.

encore toute sa thermalité (60°ᶜ), verdit fortement le sirop de violettes et ramène au bleu la teinture de tournesol rougie par un acide. La même expérience faite sur de l'eau refroidie et conservée dans des vases clos ou non a donné les mêmes résultats. D'une limpidité parfaite, cette eau, si on la chauffe, se trouble à la température de 75 à 80°; bientôt, si on la porte à l'ébullition, il s'en sépare une écume blanchâtre qui, recueillie et séchée, se réduit en une poudre très-ténue, insipide et sans odeur. Ainsi chauffée, puis filtrée, elle ne possède plus aucune réaction alcaline; le précipité, au contraire, lavé et délayé dans de l'eau distillée, est très-sensiblement alcalin, et M. Breton a reconnu qu'il était formé de carbonates de chaux et de magnésie primitivement à l'état de bi-sel, comme l'avaient indiqué déjà les chimistes de l'Académie royale de médecine (1).

Je termine ces considérations sur l'alcalinité des eaux de la Motte par quelques observations qui ajouteront à mes paroles l'autorité des faits (2).

(1) L'eau minérale doit son alcalinité à la présence des carbonates de chaux et de magnésie tenus en dissolution par un excès d'acide carbonique. On sait, en effet, que les bi-carbonates en général conservent une réaction alcaline quoiqu'ils contiennent une quantité d'acide supérieure à celle qu'exige la saturation de leur base.

(2) Je ne donnerai ici que quelques observations de maladies du foie, des reins, du tube digestif, etc., car tout le monde connaît les vertus de ces eaux dans les affections qu'on traite habituellement à la Motte, comme les rhumatismes, les sciatiques, les tumeurs blanches, les scrofules, etc. D'ailleurs, le tableau récapitulatif que je place à la fin de ces observations donnera la mesure de leur puissance médicatrice dans le plus grand nombre de ces maladies.

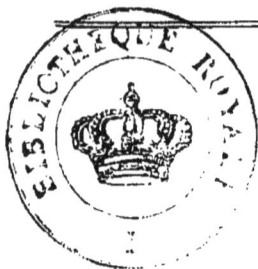

OBSERVATIONS.

Ire OBSERVATION.

Hépatite chronique.

Mme H. V., de G. (Isère), âgée de 32 ans, d'un tempérament lymphatico-bilieux et d'une assez faible constitution, ne
fut réglée qu'à 19 ans et assez irrégulièrement. Elle eut dans
sa jeunesse la chlorose, un phlegmon profond à la cuisse gauche avec rétraction des muscles voisins. Elle prit, à cette
époque, les eaux de la Motte pendant deux ans et fut bien
guérie : elle avait alors 22 ans. Mariée six ans après, elle
mit au monde, il y a deux ans, un enfant bien constitué,
après un accouchement des plus laborieux. Douze jours après
sa délivrance, Mme V. prit froid, dit-elle, et aussitôt elle
ressentit une céphalalgie violente et des sueurs froides et continues : puis vinrent des tiraillements à l'estomac et des douleurs si vives dans la région lombo-dorsale, qu'elle n'osait
faire le moindre mouvement et que la moindre pression lui
arrachait des cris : enfin, le bruit le plus léger augmentait
ses souffrances. L'hypocondre droit était le siége de douleurs
constantes; elle eut deux fois la jaunisse en deux mois, ses
matières fécales étaient dures et décolorées, et ses urines ver-
dâtres, etc. (diète sévère, grands bains avec de la gélatine et
de la farine de graines de lin, eaux de Vichy en boisson, etc.).
Sa maladie ayant enfin perdu de son acuité, son médecin l'envoya aux eaux de la Motte.

Etat actuel.—Je la trouvai dans l'état suivant : repos forcé,
facies exprimant la souffrance, maigreur extrême, peau terne,
pouls régulier facilement dépressible (68 puls.), organes respiratoires et circulatoires ne présentant rien d'anormal. L'hy-
pogastre est le siége de douleurs non continues. Toute pression sur les points correspondants aux attaches diaphragma-
tiques augmente les souffrances; l'hypocondre droit est aussi

très-sensible et le plessimètre fait reconnaître une augmentation anormale dans le volume du foie. Les féces, dures et grisâtres, ne sont rendues qu'à l'aide de lavements ; les urines, de couleur jaune-verdâtre, se foncent encore par l'acide nitrique et laissent déposer un sédiment gris-blanchâtre. Enfin, elle ne peut digérer que quelques mets choisis et en très-petite quantité.

Mme V. prit douze bains de 34 à 35° c. et but deux à cinq verrées d'eau minérale par jour. A son départ elle avait le visage légèrement coloré, la peau moins terreuse, son appétit s'était accru et elle digérait facilement. Le foie était revenu à son volume normal, toute douleur avait disparu, et elle pouvait se tenir levée tout le jour et même se promener assez longtemps. Les matières fécales, moins décolorées, étaient rendues sans le secours de lavements, et les urines, de teinte ordinaire, ne verdissaient plus par l'acide nitrique. Elle était, en un mot, en pleine convalescence. Jusqu'à ce jour, madame a joui d'une parfaite santé.

IIe OBSERVATION.

Calculs biliaires.

Mme de M., âgée de 36 ans, mariée, sans enfants, d'un tempérament lymphatico-sanguin, d'une bonne constitution et bien réglée, avait toujours joui d'une bonne santé, lorsque, il y a quatre ans et demi, elle ressentit pour la première fois une douleur intense et comme dilacérante dans l'hypocondre droit. Cette douleur, qui dura quelques heures seulement, fut, dans l'espace d'un mois, suivie de plusieurs autres semblables par leur intensité et leur durée. A celles-ci en succéda une bien plus violente, à la suite de laquelle elle rendit par les selles plusieurs calculs biliaires. (Saignées, grands bains, boissons alcalines, etc.). Elle alla deux ans de suite à Vichy et en retira un soulagement notable ; cependant elle avait encore de temps en temps des coliques hépatiques à la suite desquelles elle rendit des calculs. C'est alors que, désirant ne pas trops'éloigner de son pays, son médecin l'envoya à la Motte.

Etat actuel. — D'un embompoint assez prononcé, Mme de M. ne se plaint que d'une constipation opiniâtre, de ballonnement du ventre, de quelques coliques hépatiques revenant par accès, et d'une légère douleur dans l'épaule et le bras droit; elle n'a jamais, dit-elle, de mouvement fébrile, et sa santé est, sous tous les autres rapports, dans un état satisfaisant.

Mme de M. prit vingt bains à 35° c. d'une heure et demie et sept douches à 40° qui n'amenèrent que de faibles transpirations. Elle but chaque jour six verrées d'eau minérale qui lui procurèrent des selles faciles, deux jours exceptés, pendant lesquels elle eut des coliques hépatiques et rendit des matières fécales dures, grisâtres, et suivies d'un écoulement muqueux abondant. Elle eut, d'ailleurs, pendant son séjour à la Motte, un bon appétit, une soif modérée et un sommeil paisible.

Cinq à six jours après son départ des eaux, elle eut une crise violente qui dura, dit-elle, près de 30 heures; mais, depuis cette époque (août 1845), elle n'en a plus éprouvé.

Revenue l'année suivante en juillet 1846, madame prit encore seize bains et cinq douches, comme l'année précédente, et elle but six à huit verrées par jour qui lui procurèrent une à deux selles faciles en 24 heures.

Ainsi, depuis son premier séjour à la Motte jusqu'à ce moment, Mme de M. n'a plus eu ni douleurs à l'épaule et dans le bras droit, ni coliques hépatiques.

IIIe OBSERVATION.

Gastro-antérite chronique.

Mme veuve B..., de B... (Isère), propriétaire, âgée de 40 ans, d'un tempérament lymphatico-nerveux, d'une constitution médiocre, a fait trois enfants, le dernier il y a douze ans;

ses accouchements furent toujours heureux : réglée à 15 ans et toujours régulièrement jusqu'à l'âge de 31 ans, époque à laquelle elle eut une suppression de quatre mois, à la suite d'une violente et pénible émotion, elle n'avait eu, dit-elle, que quelques amygdalites et des coliques peu intenses d'ailleurs, lorsque, il y a sept ans, elle fut prise de violents maux de tête, de lassitude générale, perte d'appétit, ardeur à la gorge, bouche mauvaise, chaleur âcre à la peau, coliques sourdes, et diarrhée. Elle rendait par les selles des matières mêlées, dit-elle, de petites parcelles de peau mince. (Emolients, bains, dérivatifs sous plusieurs formes, régime doux, etc.). Malgré tous ces remèdes, madame allait maigrissant toujours, sa peau devenait terreuse, elle perdait ses force : c'est alors qu'elle fut envoyée à la Motte en juillet 1844.

Etat actuel. — Grande faiblesse, maigreur extrême, peau terne et comme farineuse, céphalalgies habituelles, ballonnements du ventre, alternatives fréquentes de diarrhée et de constipation, coliques sourdes, pas d'appétit, elle ne peut supporter les aliments trop réparateurs, tels que les bouillons gras, les viandes noires, etc.

Mme B. prit onze bains de 32 à 35° c., elle ne but pas d'eau minérale, et à son départ elle avait recouvré un peu de forces, ses digestions étaient moins laborieuses, elle n'avait plus de ballonnements, plus de diarrhée, et son teint était meilleur.

Revenue en 1845, Mme B. me dit ne plus avoir éprouvé, depuis son premier séjour à la Motte, que quelques digestions un peu laborieuses. Elle prit, cette année-là, cinq bains à 35° c. et dix douches à 40° c. qui provoquèrent d'assez faibles transpirations. Elle quitta l'établissement se portant bien, et sa guérison a été jusqu'à ce jour durable.

IVᵉ OBSERVATION.

Métrite chronique et accidents nerveux. Embarras gastro-hépatique. Leucorrhée.

Mᵐᵉ X., de L...., rentière, âgée de 55 ans, d'un tempérament bilioso-nerveux, d'une bonne constitution, mariée, a fait deux enfants, le dernier il y a 26 ans, couches heureuses. Réglée pour la première fois à 19 ans et toujours régulièrement, Mᵐᵉ X. a cessé de l'être depuis sept ans. Elle a eu fréquemment des embarras gastro-hépatiques que dissipaient promptement la médication purgative. Depuis sa dernière couche, elle éprouve des douleurs dans les lombes et dans le bas-ventre, un sentiment de pesanteur sur les hanches, des tiraillements dans les cuisses, difficulté à marcher, et un écoulement leucorrhéique devenant quelquefois sanguinolent. (Repos, saignées locales, injections astringentes, dérivatifs, etc.). Malgré cette médication, le mal a paru empirer, et, depuis quinze ans, Mᵐᵉ X. prend quelquefois des crises hystériformes avec céphalalgies violentes, crampes d'estomac et sentiment de tristesse et de mélancolie. Sa digestion est ordinairement laborieuse, elle a souvent des tintouins et la vue troublée, et sa mémoire est affaiblie.

Etat actuel. — Etat prononcé de maigreur, teint jaunâtre, langue saburrale, bouche mauvaise, éructations fréquentes et nidoreuses, épigastre et abdomen un peu sensibles à la pression, constipation habituelle, digestions pénibles, etc. Les symptômes du côté de l'utérus sont semblables à ceux que j'ai énumérés plus haut ; le toucher fait reconnaître une déviation à gauche de cet organe avec un peu de prolapsus ; le col est chaud, douloureux et un peu tuméfié, mais sans granulations; le corps est sensiblement hypertrophié. Leucorrhée abondante et grande susceptibilité nerveuse.

Mᵐᵉ X. prit, en 1844, vingt-sept bains de 30 à 35° c. en deux saisons, dix douches ascendantes à 28°, et but une à trois verrées par jour. A son départ, son teint était moins jaune, son appétit meilleur, ses digestions faciles ; les douleurs des lombes et du bas-ventre avaient bien diminué ainsi que l'écoulement leucorrhéique.

L'année suivante elle prit encore vingt bains à 30° c., huit douches ascendantes et elle but deux à trois verrées par jour. Elle quitta l'établissement se portant très-bien. Revenue en 1846, Mme X. me dit n'avoir pas souffert depuis son dernier séjour à la Motte : elle prit encore néanmoins dix-huit bains comme l'année précédente.

Ve OBSERVATION.

Onanisme et carie vertébrale consécutive.

M. P...., de L...., cultivateur, âgé de 19 ans, d'un tempérament lymphatico-sanguin, d'une constitution assez bonne et n'ayant jamais eu de maladie grave, se livra, jeune encore, à l'onanisme. Sous l'influence de cette funeste passion, P..... éprouva bientôt des faiblesses d'estomac, dit-il, et quoiqu'il mangeât beaucoup, il maigrissait extraordinairement, aussi ne pouvait-il plus se livrer aux rudes travaux des champs. Il fuyait la société, et la moindre contrariété l'affectait vivement. En 1844 il ressentit une douleur sourde vers le bas de la colonne vertébrale, et, à partir de cette époque, ses membres inférieurs devinrent encore plus faibles et plus chancelants.

Etat actuel, juillet 1845. — Maigreur extrême, langueur générale, air d'hébétude, intelligence obtuse, parole embarrassée, regard languissant, yeux entourés d'un cercle livide, sommeil prolongé, quoique pénible, et faiblesse grande, surtout dans les membres inférieurs. La dernière vertèbre dorsale fait en arrière une saillie bien évidente et la moindre pression y est douloureuse ; cependant je n'ai pu trouver aucun abcès par congestion : hormis quelques rares palpitations, je n'ai rencontré aucun symptôme morbide du côté des organes circulatoires et respiratoires. Il existe un état prononcé d'atonie du côté des voies digestives et de l'appareil génito-urinaire.

M. P. prit douze bains et huit douches générales, et but deux à quatre verrées par jour. Ce traitement, aidé d'une nourriture réparatrice, d'un exercice modéré et surtout d'un renoncement volontaire à sa funeste passion, amena une amélioration bien grande dans son état.

Revenu en 1846, M. P. n'est plus reconnaissable : il a de l'embompoint, ses chairs sont fermes, sa figure colorée, ses yeux ont de l'éclat, les palpitations ont disparu ; l'apophyse épineuse de la vertèbre indiquée fait bien toujours la même saillie, mais la pression n'y est plus douloureuse, il a recouvré ses forces, il soutient facilement de longues marches, et peut se livrer à tous les travaux de l'agriculture.

Il prit encore, cette année, quatre bains et onze douches générales et but trois à quatre verrées par jour. Il quitta l'établissement se portant à merveille.

VIᵉ OBSERVATION.

Exostose, tumeurs gommeuses. Rhumatisme musculaire.

M. X., âgé de 45 ans, d'un tempérament nerveux et d'assez faible constitution, a eu souvent des affections des voies digestives ainsi que de fréquentes céphalalgies. Il a eu plusieurs maladies syphilitiques pour lesquelles, dit-il, il s'est soumis à divers traitements où entraient des préparations mercurielles. Depuis plus de dix ans il n'avait eu que de faibles irritations gastro-intestinales, des maux de tête et une tendance manifeste à l'amaigrissement, lorsque, il y a six mois environ, il lui vint, dans les muscles du cou et de l'épaule, des douleurs qu'exaspéraient les moindres mouvements : en même temps apparurent au crâne et principalement sur le frontal et les pariétaux de petites tumeurs dures d'abord, indolentes, qui atteignaient peu à peu la grosseur d'une forte amande, se ramollissaient, et, en s'ouvrant, donnaient issue à un pus séreux et gluant qui se concrétait à l'air. Après un laps de temps qui variait de quinze jours à un mois, la suppuration tarissait et laissait après elle une surface d'un rouge pâle. M. X. porte, sur le sommet de la tête, une tumeur dure et se fondant avec le reste des os du crâne, véritable exostose dont il ignore l'époque du début.

Etat actuel, août 1846. — Maigreur et faiblesse extrêmes, vue affaiblie, dégoût pour les aliments, digestions lentes, et fréquentes céphalalgies. Douleurs des muscles, tumeurs gommeuses et exostose décrites plus haut.

M. X. prit quatorze bains, huit douches générales, but trois à quatre verrées d'eau minérale par jour, et fit sur les tumeurs quelques frictions avec une pommade hydriodatée. Sous l'influence de ce traitement, monsieur reprit de l'appétit et de la force, le sommeil revint, en un mot, sa santé générale s'améliora beaucoup. Les douleurs se dissipèrent et les tumeurs diminuèrent et n'abcédèrent pas. Le malade, de retour chez lui, continua les frictions, prit à l'intérieur quelques préparations iodées, et, un mois après, il était guéri.

TABLEAU RÉCAPITULATIF

Des Maladies traitées en 1845-1846, à la Motte-les-Bains,
par le docteur BUISSARD, *inspecteur.*

NOMS DES MALADIES.	NOMBRE de CHAQUE ESPÈCE.	NOMBRE DE MALADES				
		Guéris.	Soulagés.	Partis dans le même état.	Guéris après.	Soulagés après.
Rhumatismes articulaires chroniques	172	78	74	20	17	3
Id. musculaires.........	44	25	17	2	1	0
Id. vagues, nerveux, etc.	41	12	24	5	4	1
Goutte	5	0	5	0	0	0
Hydartrose.............	5	1	4	0	0	0
Diastases et entorses	10	5	5	0	2	0
Atrophie des membres ..	7	2	2	3	0	0
Ankyloses incomplètes..	6	1	4	1	1	0
Luxations spontanées...	16	0	8	8	3	1
Tumeurs blanches......	36	11	20	5	4	0
Carie, nécrose, ostéite et périostite	17	5	6	6	2	0
Carie vertébrale.........	10	2	6	2	2	1
Scrofule...............	29	8	16	5	3	1
Miélyte	18	4	11	3	1	0
Sciatique..............	55	23	21	11	6	2
Névralgies diverses......	28	11	9	8	1	1
Gastralgie, hypocondrie, etc...................	15	3	8	4	2	0
Hystérie...............	7	0	6	1	0	0
Maladies du foie........	9	1	7	1	3	0
Bronchite chronique....	12	5	4	3	0	0
Maladies de l'utérus.....	17	2	9	6	1	1
Leucorrhée	17	9	7	1	2	0
Hemiplegie cérébrale....	13	1	9	3	1	0
Paralysies diverses......	14	3	9	2	1	0
Maladies syphilitiques...	19	7	11	1	4	0
TOTAUX..........	622	219	302	101	61	11

Grenoble, imp. Prudhomme.

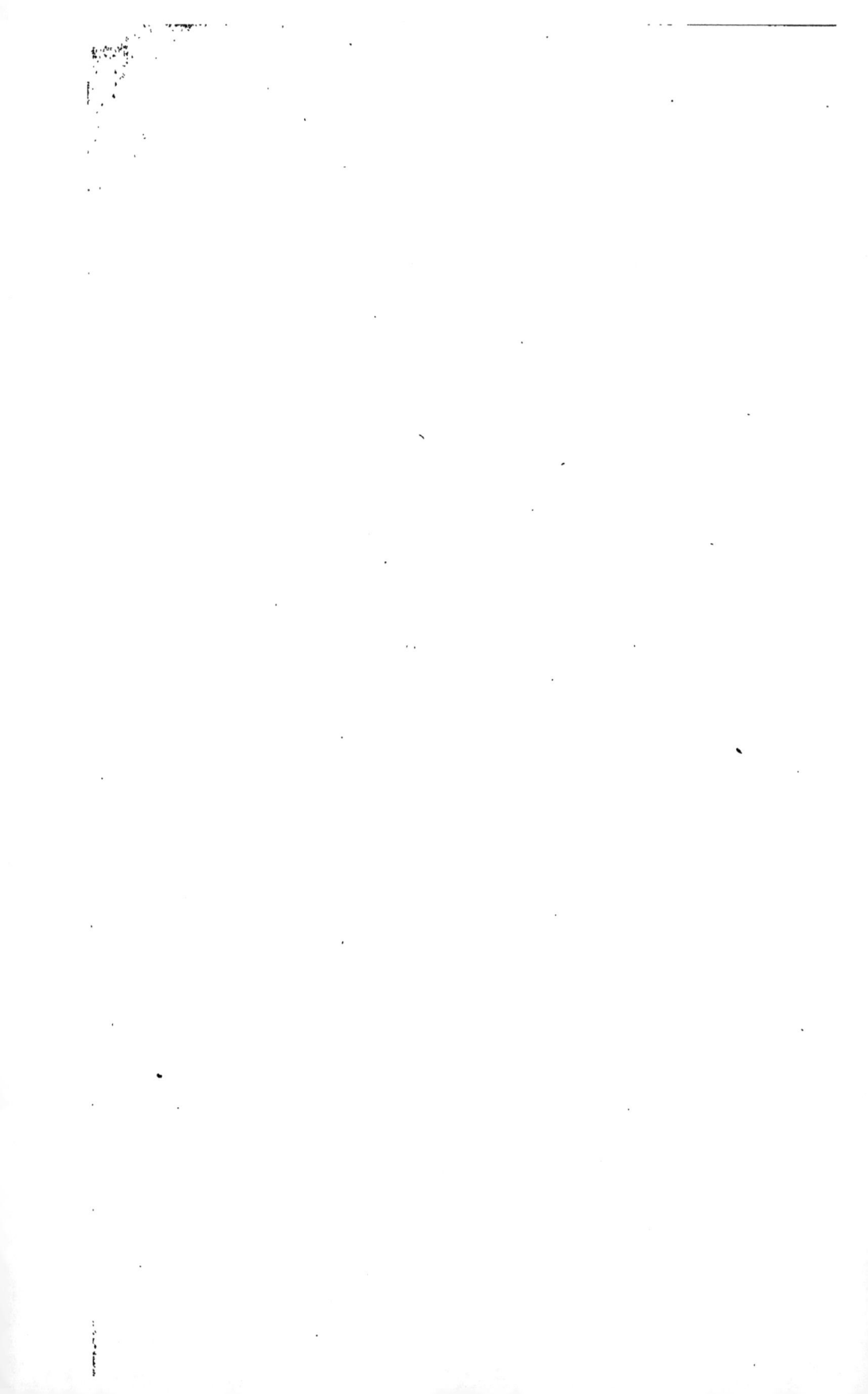

www.ingramcontent.com/pod-product-compliance
Lightning Source LLC
Chambersburg PA
CBHW050401210326
41520CB00020B/6405